"rompiendo el silencio viviendo con la depresión": "El Camino hacia la Esperanza: Superando la Depresión"

Tabla de Contenidos

Prólogo

Una carta al lector: No estás solo

Capítulo 1: El Silencio que Grita

- ¿Qué es la depresión?
- Mitos y realidades
- La carga invisible

Capítulo 2: Cuando Todo Pierde Sentido

- Señales y síntomas
- El impacto emocional y físico
- Cómo afecta a la vida diaria

Capítulo 3: El Origen del Dolor

- Factores biológicos y genéticos
- Experiencias traumáticas
- La influencia del entorno social

Capítulo 4: Historias que Inspiran

Prólogo

Una carta al lector: No estás solo

Si estás leyendo estas palabras, ya has dado un paso valiente. Quizás lo hiciste por curiosidad, por desesperación, por un deseo de entender lo que te pasa… o simplemente por buscar un poco de alivio. Sea cual sea tu motivo, quiero que sepas algo desde el principio: no estás solo.

La depresión es una batalla silenciosa, muchas veces invisible. Es una carga que muchos llevan sin que nadie lo note. Sonríes cuando todo duele, te levantas cuando solo quieres quedarte en la cama, sigues adelante aunque por dentro sientas que te estás rompiendo. Y eso, aunque no lo creas, es una forma profunda de valentía.

Este libro no está escrito desde la teoría fría ni desde una distancia insensible. Está escrito desde la empatía, desde el respeto, desde el amor por quienes han caminado por senderos oscuros y siguen buscando la luz. Es un espacio donde tus emociones tienen derecho a existir. Donde el llanto, la rabia, la confusión y el miedo no son señales de debilidad, sino parte del proceso de sanar.

No te prometo que será fácil. Pero sí puedo prometerte que cada página está pensada para sostenerte, para acompañarte, para ayudarte a entenderte mejor y, sobre todo, para recordarte que sí hay esperanza, incluso cuando parece que todo está perdido.

Este libro es para ti. Para tu alma cansada. Para tu corazón herido. Para tu mente agotada. Pero también es para esa parte de ti —aunque sea pequeña— que aún cree que puede haber un mañana diferente.

Así que, respira profundo. Estás aquí. Estás vivo. Y eso ya es un acto de coraje.

Bienvenido a este viaje. Juntos, vamos a romper el silencio.

Con todo mi respeto y cariño,

Capítulo 1: El Silencio que Grita

Hay dolores que no hacen ruido. No sangran, no dejan marcas visibles, pero se sienten en cada latido, en cada pensamiento, en cada intento de continuar. La depresión es uno de esos dolores. Silenciosa, persistente, devastadora… se instala sin pedir permiso y empieza a oscurecerlo todo.

Muchas veces, el primer signo no es un llanto desesperado, sino el silencio. Ese silencio que aparece cuando ya no sabes qué decir, cuando las palabras no alcanzan, cuando ni tú mismo puedes explicar lo que te está ocurriendo. Y entonces finges. Sonríes. Dices "estoy bien" mientras por dentro te desmoronas. Nadie lo nota. Nadie pregunta. Nadie escucha lo que tu silencio grita.

¿Qué es la depresión?

La depresión no es simplemente estar triste. No es un mal día, ni una etapa pasajera. Es un trastorno complejo que afecta profundamente la forma en que piensas, sientes y actúas. Puede nublar tus emociones, quitarte el gusto por las cosas que antes amabas y convertir lo más simple —como levantarte de la cama— en una hazaña.

Pero la depresión no tiene una sola cara. Algunas personas lloran sin parar, otras simplemente sienten… nada. Algunas duermen demasiado, otras no pueden dormir. Algunas comen en exceso, otras pierden el apetito. Hay quienes la esconden tras una sonrisa perfecta, y hay quienes se aíslan del mundo por completo.

Lo que tienen en común es que se sienten solas, incluso cuando están rodeadas de gente. Y muchas veces, lo más difícil no es el dolor… sino la incomprensión.

Mitos y realidades

Uno de los mayores obstáculos para enfrentar la depresión es el estigma. Escuchamos frases como "échale ganas", "todo está en tu mente", "eso se te va a pasar"… Pero la depresión no se supera con fuerza de voluntad. Es una condición real, tan válida y seria como una enfermedad física.

No es debilidad. No es flojera. No es drama. Es una lucha interna que muchos atraviesan en silencio, por miedo a ser juzgados, ignorados o minimizados.

Por eso, hablar de ella ya es un acto de valentía. Reconocerla es un primer paso poderoso. Y leer esto —abrirte a comprenderla— ya es un avance.

La carga invisible

Imagina cargar una mochila que cada día se vuelve más pesada. Al principio apenas la notas, pero con el tiempo, empieza a dolerte la espalda, las piernas, el alma. Esa es la depresión. Una carga que muchas personas llevan sin que nadie lo note. Van a trabajar, cuidan de sus familias, ríen en reuniones sociales… pero por dentro, están agotadas.

Este capítulo —y todo este libro— es una invitación a soltar un poco esa mochila. A decir lo que callas. A comprender que no estás roto, solo estás herido. Y como toda herida, con el cuidado adecuado, también puede sanar.

Cuando las palabras no alcanzan

Hay momentos en los que explicar lo que sientes se vuelve imposible. ¿Cómo describir el vacío? ¿Cómo contar que te sientes perdido cuando todo "parece" estar bien? Muchas personas que viven con depresión se enfrentan al mismo dilema: no saben cómo expresar lo que ocurre dentro de ellas, y cuando lo intentan, temen no ser comprendidas.

La sociedad muchas veces exige respuestas rápidas, soluciones inmediatas y actitudes positivas. Pero cuando se trata de salud mental, no hay atajos. La sanación es un proceso, y la depresión no desaparece simplemente ignorándola o pretendiendo que todo está bajo control.

El silencio, en este contexto, no es cobardía. Es una forma de resistencia. Es la única manera que algunos encuentran para sobrevivir cuando ya no tienen fuerzas para explicar el dolor. Pero ese silencio puede volverse una prisión. Por eso es tan importante reconocerlo, ponerle nombre, y abrir espacios donde hablar no sea un riesgo, sino una oportunidad de liberación.

El peso de lo no dicho

Cada emoción que reprimimos, cada pensamiento que escondemos, se convierte en un ladrillo más en el muro que nos separa del mundo. Con el tiempo, ese muro se hace tan alto que dejamos de ver la salida.

Silenciar lo que sentimos no nos protege; nos aísla. Y en ese aislamiento, la depresión se fortalece.

Romper ese silencio es difícil. Tal vez te enseñaron desde pequeño que mostrar emociones es una debilidad, que llorar es de débiles, que hablar de lo que te duele es molestar a los demás. Pero nada de eso es cierto. Hablar es una forma de sanar. Es un acto de amor propio. Es gritarle al mundo: aún estoy aquí, y mi dolor importa.

Un testimonio en primera persona (historia ficticia)

"Me despertaba todos los días con una sensación de vacío que no sabía explicar. Iba al trabajo, saludaba, sonreía. Nadie notaba que por dentro estaba al borde del colapso. Cada noche pensaba en rendirme. Pero una noche, en lugar de callar, decidí escribir lo que sentía. Lloré mientras lo hacía. Me temblaban las manos. Y, por primera vez en mucho tiempo, sentí un poco de alivio. Era como si, al ponerlo en palabras, el dolor se volviera un poco más liviano."

— Mariela, 29 años

Reconocer para sanar

Hablar de la depresión no la hace más real —ya lo es—, pero compartir lo que sientes puede quitarle poder. A veces, solo hace falta una conversación para comenzar a ver las cosas de otra manera. Una escucha sin juicio. Una mano extendida. Un "te entiendo".

Este primer capítulo no pretende resolverlo todo. Solo quiere darte el valor para empezar a hablar, aunque sea en voz baja, aunque sea escribiendo, aunque sea contigo mismo. Porque el primer paso para sanar es reconocer que estás herido. Y tú ya estás dando ese paso.

Capítulo 2: Cuando Todo Pierde Sentido

La depresión no siempre aparece de forma repentina. A veces, se instala lentamente. Un día de cansancio se convierte en una semana. Una tarde sin ganas de salir se convierte en meses de aislamiento. Las cosas que antes te hacían feliz ya no te emocionan. Lo que antes importaba, ahora parece irrelevante. Y de pronto, todo… pierde sentido.

Lo más doloroso de la depresión no siempre es el llanto. A veces es la indiferencia, esa sensación de vacío tan densa que parece tragarlo todo. Es despertar sin motivo, vivir sin rumbo, sonreír por inercia. Es sentir que todo es un esfuerzo, que nada vale la pena, que simplemente estás existiendo… pero no viviendo.

Señales y síntomas

Reconocer los síntomas de la depresión puede ser el primer paso hacia la comprensión y la sanación. No todos los síntomas aparecen en todas las personas, pero algunos de los más comunes incluyen:

- Tristeza persistente: una sensación de melancolía que no desaparece, incluso sin una razón aparente.
- Pérdida de interés o placer: las actividades que antes disfrutabas dejan de tener sentido.
- Cambios en el apetito: comer en exceso o no comer nada.
- Alteraciones del sueño: insomnio, despertarse a mitad de la noche o dormir en exceso.
- Fatiga constante: una sensación de cansancio extremo, aunque no hayas hecho nada físico.
- Sentimientos de culpa o inutilidad: pensar que no vales nada o que estás fallando constantemente.
- Dificultad para concentrarse: olvidos frecuentes, incapacidad de enfocarte, mente nublada.
- Pensamientos de muerte o suicidio: deseos de desaparecer, de que todo termine, o pensamientos autodestructivos.

No todos los síntomas son visibles. Muchas personas siguen cumpliendo con sus responsabilidades, mantienen relaciones sociales, y aparentan estar bien… mientras por dentro están cayendo en pedazos.

El impacto emocional y físico

La depresión afecta mucho más que el estado de ánimo. Tiene efectos reales en el cuerpo: dolores musculares, problemas digestivos, tensión constante, palpitaciones, falta de energía. Es una carga mental que se traduce en un peso físico.

Y luego está el impacto emocional: la culpa de no poder "funcionar", la frustración de no entender lo que te pasa, el miedo a ser una carga para los demás, la vergüenza de no poder simplemente "estar bien".

Este dolor, aunque invisible, es profundo. Y es válido.

Cómo afecta a la vida diaria

La depresión interfiere en todos los aspectos de la vida:

- Relaciones personales: puedes empezar a evitar a tus seres queridos, sentir que no encajas, que nadie te comprende.
- Trabajo o estudio: cuesta concentrarse, rendir como antes, levantarse para cumplir con las obligaciones.
- Autoimagen: tu percepción de ti mismo se distorsiona. Te ves como alguien sin valor, incapaz o insuficiente.
- Toma de decisiones: incluso las elecciones más simples —como qué comer o qué ropa usar— pueden parecer abrumadoras.

La vida deja de sentirse como algo que vives… y pasa a ser algo que simplemente soportas.

Una historia que refleja la lucha (ficticia)

"Yo amaba pintar. Lo hacía desde niño. Pero un día dejé de hacerlo. No por falta de tiempo, ni por estar ocupado… simplemente ya no me nacía. Todo me parecía gris. No quería ver a nadie. Empecé a faltar al trabajo. Dormía todo el día o no dormía nada. Me sentía vacío. Como si no importara si estaba o no estaba. Fue mi hermana quien se dio cuenta. Me abrazó y me dijo: 'No tienes que fingir más'. Lloré como no lo hacía desde niño. Y ese fue el primer paso para volver a mí mismo."

— Carlos, 36 años

Lo que no se ve también duele

A veces creemos que para estar enfermos necesitamos fiebre, heridas, fracturas. Pero lo que no se ve también duele. Y muchas veces, duele más. Porque duele en silencio, porque no se nota, porque cuesta pedir ayuda cuando ni tú entiendes lo que te pasa.

La depresión no se trata de "estar triste". Se trata de estar atrapado. Pero no estás solo en esta lucha. Y aunque ahora no veas la salida, eso no significa que no exista.

Este capítulo es para recordarte que tu dolor importa. Que no estás exagerando. Que tienes derecho a sentirte así. Y también tienes derecho a sanar.

Capítulo 3: El Origen del Dolor

Para sanar una herida, primero hay que mirarla de frente. Comprenderla. Aceptar que existe. Lo mismo ocurre con la depresión: no basta con tratar los síntomas, es necesario ir a la raíz. ¿De dónde viene este dolor que pesa tanto? ¿Qué lo alimenta? ¿Por qué parece regresar, aunque todo parezca estar bien?

La depresión no tiene una sola causa. Es un entramado complejo de factores biológicos, psicológicos, sociales y emocionales. A veces, es el resultado de una acumulación de pequeñas heridas. Otras veces, una sola experiencia es suficiente para desestabilizar todo. No importa cómo llegó. Lo importante es entenderla, para comenzar a desatar el nudo desde adentro.

Factores biológicos y genéticos

La ciencia ha demostrado que la depresión puede estar relacionada con desequilibrios químicos en el cerebro, especialmente en neurotransmisores como la serotonina, dopamina y noradrenalina. Estos elementos son fundamentales para regular el estado de ánimo, el sueño, el apetito y la energía.

Además, hay personas que tienen una mayor predisposición genética. Si en tu familia hay antecedentes de depresión u otros trastornos del estado de ánimo, existe una posibilidad mayor de que tú también lo experimentes. Esto no significa que sea inevitable, pero sí que puede haber una vulnerabilidad natural.

La depresión también puede estar asociada a problemas hormonales, enfermedades crónicas, consumo de ciertos medicamentos o incluso al impacto del estrés prolongado sobre el cuerpo.

Experiencias traumáticas

El trauma deja cicatrices invisibles. Abuso físico, emocional o sexual, la pérdida de un ser querido, negligencia en la infancia, violencia doméstica, abandono… todas son experiencias que pueden marcar profundamente y, si no se sanan, abrir la puerta a la depresión.

Pero no hace falta haber vivido una "gran tragedia" para que algo te afecte profundamente. El trauma es subjetivo. Lo que para una persona puede ser manejable, para otra puede ser devastador. Lo importante no es comparar el dolor, sino reconocerlo.

Muchas veces, guardamos esos recuerdos en lo más profundo de nuestra mente, creyendo que ya los superamos. Pero el cuerpo y el alma recuerdan. Y si no se les da espacio para sanar, terminan manifestándose como ansiedad, tristeza crónica o vacío existencial.

La influencia del entorno social

Vivimos en una sociedad que muchas veces exige más de lo que da. Las presiones sociales, las comparaciones constantes, la búsqueda de éxito, validación, "vida perfecta" en redes… todo eso puede erosionar lentamente nuestra autoestima.

Un ambiente tóxico —en casa, en el trabajo, en la escuela— puede convertirse en una fuente constante de estrés y dolor. Las relaciones abusivas, la falta de apoyo emocional o la soledad sostenida también son factores que alimentan la depresión.

Y a veces, es simplemente el hecho de sentir que no encajas, que no eres comprendido, que no hay un lugar seguro donde puedas ser tú mismo.

Cuando no hay una causa clara

Hay personas que no pueden identificar "el por qué" de su depresión. Y eso también es válido. No siempre hay una razón visible. A veces, es una acumulación silenciosa de pequeñas cosas. Otras veces, es un desequilibrio interno que no se puede explicar con palabras.

No tener una causa aparente no invalida tu dolor. No necesitas justificar lo que sientes. Sentir es suficiente. Y mereces apoyo, sin importar si puedes explicar tu tristeza o no.

Una historia que toca fondo y vuelve a nacer (ficticia)

"Mi papá murió cuando yo tenía once años. Todos me dijeron que tenía que ser fuerte por mi madre y mi hermana menor. Así que nunca lloré. Nunca hablé de él. Me convertí en alguien responsable, exitoso, siempre sonriente. Pero por dentro, algo estaba roto. A los treinta años tuve una crisis. No podía levantarme de la cama. Me sentía vacío. Fue en terapia donde entendí que nunca había vivido mi duelo. Que el dolor que había escondido por años se convirtió en una tristeza silenciosa que se hizo demasiado grande. Y ahí comencé a sanar, por fin, desde el origen."

— Esteban, 35 años

Comprender no es culpar, es liberar

Buscar el origen de tu dolor no es culparte ni culpar a los demás. Es reconocer lo que fue. Es darle nombre a lo que te marcó. Porque mientras lo mantengas en la sombra, tendrá poder sobre ti. Pero cuando lo llevas a la luz, comienza a perder fuerza.

Este capítulo no pretende darte todas las respuestas, pero sí recordarte que tu historia importa. Que todo lo que viviste —bueno o malo— te trajo hasta aquí. Y que desde aquí, puedes comenzar a escribir un nuevo capítulo.

Capítulo 4: Historias que Inspiran

Una de las formas más poderosas de sanar es escuchar a otros que han atravesado el mismo infierno. Ver cómo sobrevivieron. Cómo se reconstruyeron. Cómo aprendieron a vivir de nuevo. Porque cuando te sientes solo, perdido o sin fuerzas, escuchar una historia parecida a la tuya puede ser un salvavidas: una señal de que sí se puede salir del túnel.

Este capítulo no habla de finales perfectos. Habla de luchas reales. De caídas profundas y levantamientos lentos. De gente común que un día decidió seguir, aun sin saber cómo. Sus palabras son faros. Y cada una tiene el poder de recordarte que no estás solo.

Testimonio 1: "Creí que no valía nada"

"Tenía un buen trabajo, una familia que me quería, amigos… y aún así, sentía que todo era inútil. Me culpaba por no ser feliz. Me decía que era un fracaso por no poder estar bien. Durante años viví con una tristeza que nadie entendía. Fue cuando toqué fondo —pensando seriamente en acabar con todo— que decidí buscar ayuda. Me costó mucho pedirla. Me sentí débil. Pero poco a poco, con terapia y medicación, fui entendiendo que no era débil, solo estaba herido. Hoy sigo en proceso, pero ya no me odio. Me hablo con más compasión. Y eso, para mí, es un milagro."

— Lorena, 34 años

Testimonio 2: "Mi hijo me salvó la vida"

"Después del divorcio, sentí que mi vida se derrumbó. Me quedé sin rumbo, sin motivación. Dormía durante el día, lloraba en la noche. No tenía ganas de comer, ni de salir, ni de hablar con nadie. Pero mi hijo de 6 años, cada día, venía a mi cama, me abrazaba y me decía: 'Mamá, ¿hoy sí vamos a jugar?'. Y yo lloraba. Porque él no sabía que era mi única razón para seguir. Empecé a recuperarme por él. Pero seguí sanando por mí. Hoy puedo decir que estoy viva gracias a su inocente amor. Y no pienso volver a dejarme caer así. Porque ahora sé que merezco estar bien."

— María José, 40 años

Testimonio 3: "Crecer en silencio"

"Fui criado en una familia donde no se hablaba de emociones. Si estabas triste, te decían que te aguantaras. Si llorabas, te gritaban que no fueras débil. Así que crecí escondiendo todo. Hasta que no pude más. A los 22 años colapsé emocionalmente. No entendía lo que sentía, solo sabía que no podía seguir así. Busqué ayuda por mí mismo. Empecé a escribir, a leer, a ir a terapia. Aprendí a ponerle nombre a mis emociones. A decir 'me duele', 'necesito ayuda', 'estoy triste'. Romper ese silencio fue lo más difícil. Pero también lo más liberador."

— Javier, 28 años

Testimonio 4: "Una segunda oportunidad"

"Intenté quitarme la vida. Lo digo sin orgullo, pero con total honestidad. Estaba cansado. Me sentía invisible. Nadie sabía lo mal que estaba porque me volví experto en fingir. Pero alguien me encontró a tiempo. Me salvaron. Y aunque al principio me molestó estar vivo, poco a poco comencé a descubrir razones para quedarme. Hoy abrazo la vida como nunca lo hice antes. Y si tú estás leyendo esto y te sientes como yo me sentía… por favor, espera un poco más. A veces solo necesitamos sobrevivir un día más para que las cosas comiencen a cambiar."

— Anónimo, 31 años

Cada historia, un reflejo

Estas historias no son finales felices de cuento. Son procesos reales, llenos de tropiezos, retrocesos y avances lentos. Pero también son prueba de que la oscuridad no dura para siempre. Que incluso en medio del dolor, puede brotar una chispa de vida. Que pedir ayuda no es rendirse… es levantarse.

Inspirarse en otros no significa compararse, sino recordarse que hay caminos posibles, incluso si hoy no los ves.

Tú también tienes una historia que merece ser contada. Tal vez no hoy, tal vez aún estás escribiéndola. Pero llegará el momento en que puedas mirar atrás y decir: "Sobreviví. Sané. Y estoy aquí."

Capítulo 5: Herramientas para Sanar

La depresión no se supera de la noche a la mañana. La sanación es un proceso que requiere tiempo, paciencia y esfuerzo. Pero a lo largo de este camino, hay herramientas que puedes utilizar para ayudarte a sentirte mejor, a reconectar contigo mismo, y a restablecer el equilibrio emocional. No hay una fórmula mágica, pero hay pequeñas acciones que, con el tiempo, pueden hacer una gran diferencia.

Este capítulo está diseñado para proporcionarte herramientas prácticas y accesibles que puedes integrar poco a poco en tu vida diaria. Son herramientas que te ayudarán a avanzar, a darte cuenta de tu valor y a comenzar a construir un nuevo capítulo lleno de esperanza.

1. Hablar Abiertamente

El primer paso para sanar es hablar. La depresión puede hacerte sentir que nadie te entiende, que tu dolor es invisible. Pero compartir lo que sientes es una de las maneras más efectivas de comenzar a aligerar el peso emocional.

- Habla con alguien de confianza: Puede ser un amigo, un familiar o incluso un profesional. A veces, solo verbalizar lo que estás sintiendo hace que el dolor se vuelva más manejable.
- Escribe un diario emocional: Si hablar te resulta difícil, escribir puede ser una excelente salida. Anota tus pensamientos, tus miedos, tus frustraciones, y también tus pequeños avances. Escribir te ayuda a poner en perspectiva lo que estás viviendo y te permite observar tu evolución.

2. La Terapia: Un Espacio Seguro

La terapia no es solo para los momentos más oscuros. Es una herramienta poderosa de autoconocimiento, sanación y prevención. La depresión puede ser un trastorno complejo, y un terapeuta te ayudará a entender tus pensamientos, emociones y comportamientos, y a trabajar en ellos de manera constructiva.

- Terapia cognitivo-conductual (TCC): Esta terapia se enfoca en identificar y cambiar los patrones de pensamiento negativos que alimentan la depresión. Ayuda a reestructurar la forma en que ves las situaciones y a encontrar soluciones prácticas a tus problemas emocionales.
- Terapia interpersonal (TIP): Si la depresión está relacionada con relaciones interpersonales, la TIP puede ayudarte a mejorar tus vínculos y a lidiar con conflictos que te afectan emocionalmente.
- Terapia de apoyo: Esta terapia se centra en proporcionarte el apoyo necesario durante los momentos más difíciles, brindándote un espacio seguro para hablar sin juicio.

Recuerda que pedir ayuda es un acto de valentía. No estás solo en tu lucha.

3. Meditación y Mindfulness: Encontrar Paz en el Ahora

La meditación y el mindfulness son herramientas poderosas que ayudan a calmar la mente, reducir el estrés y mejorar la concentración. La práctica diaria puede ayudarte a estar más presente, a reducir la ansiedad y a cultivar un sentido de paz interior, incluso en medio de la tormenta.

- Comienza con pequeños momentos: No necesitas ser un experto para practicar la meditación. Comienza con unos minutos al día. Siéntate en un lugar tranquilo, cierra los ojos, y concéntrate en tu respiración. Si tu mente se distrae, simplemente regresa al presente sin juzgarte.
- Prácticas de mindfulness: Este enfoque consiste en prestar atención plena a lo que está ocurriendo en el momento presente, sin tratar de cambiar nada. Practicar mindfulness mientras comes, caminas o realizas cualquier actividad cotidiana puede ayudarte a conectarte contigo mismo y a reducir los pensamientos negativos.

4. Ejercicio Físico: El Cuerpo y la Mente Están Conectados

El ejercicio físico tiene un impacto directo en tu bienestar emocional. El ejercicio libera endorfinas, neurotransmisores naturales que mejoran el estado de ánimo y disminuyen el estrés. Además, la actividad física ayuda a regular el sueño, mejora la autoestima y promueve la relajación.

- Comienza de a poco: No se trata de hacer maratones. Comienza con caminatas diarias de 20-30 minutos. Si prefieres algo más intenso, prueba con yoga, pilates o algún deporte que disfrutes.
- Hazlo un hábito: La clave es encontrar una actividad que disfrutes y hacerla parte de tu rutina diaria. Los pequeños cambios, cuando se convierten en hábitos, pueden tener un gran impacto.

5. Nutrición y Sueño: Cuidar el Cuerpo para Sanar la Mente

Nuestro cuerpo y nuestra mente están profundamente conectados. Lo que comes y cómo duermes afecta directamente a tu estado emocional.

- Aliméntate con conciencia: Opta por una dieta balanceada, rica en frutas, verduras, proteínas magras y grasas saludables. Los alimentos ricos en omega-3, como el salmón y las nueces, pueden tener un impacto positivo en la salud cerebral. Evita el exceso de cafeína, azúcares y alimentos procesados, que pueden aumentar la ansiedad y la irritabilidad.

- Prioriza el sueño: El descanso adecuado es esencial para la recuperación emocional. Intenta mantener una rutina de sueño constante y crear un ambiente relajante antes de dormir. Evita las pantallas (teléfonos, computadoras, TV) al menos una hora antes de acostarte, ya que la luz azul puede interferir con la calidad del sueño.

6. Establecer Metas Pequeñas y Alcanzables

Uno de los efectos de la depresión es la sensación de parálisis, de no poder avanzar. Las tareas diarias se convierten en montañas imposibles de escalar. Una forma de combatir esto es establecer metas pequeñas y alcanzables.

- Divide grandes tareas en pasos pequeños: Si tienes algo importante que hacer, divídelo en partes manejables. En lugar de pensar en "limpiar toda la casa", establece una meta más pequeña, como "limpiar una habitación", o incluso "limpiar una mesa".
- Celebra los logros: Cada pequeña victoria es un paso hacia la recuperación. Reconoce tus esfuerzos y celébralos, aunque sean logros aparentemente pequeños.

7. Conectar con los Demás: No Aísles tu Dolor

El aislamiento puede alimentar la depresión. Buscar conexión humana es fundamental para tu sanación. Hablar con alguien que te entienda, compartir tu tiempo con seres queridos o participar en actividades grupales puede proporcionarte el apoyo emocional que necesitas.

- Busca grupos de apoyo: Existen muchos grupos de apoyo en línea o presenciales donde puedes compartir tus experiencias con personas que están pasando por lo mismo. Estas comunidades pueden ser un refugio seguro donde te sientas comprendido.
- Conecta con seres queridos: A veces, aunque no sepas qué decir, solo estar con alguien puede marcar una diferencia. Salir a caminar con un amigo, ver una película en familia o simplemente compartir un café puede recordarte que no estás solo.

8. La Paciencia: La Clave para la Sanación

La depresión no desaparece de inmediato. Habrá días buenos y días malos, y eso es completamente normal. La sanación lleva tiempo. Aprende a ser amable contigo mismo en el proceso. Reconoce tus avances, por pequeños que sean, y no te castigues por los retrocesos.

Capítulo 6: Rompiendo el Estigma

Uno de los mayores enemigos de la salud mental no es la depresión en sí… es el silencio que la rodea. Es el miedo a hablar, a que te llamen "débil", "dramático" o "exagerado". Es ese juicio social que convierte el dolor invisible en algo que muchos prefieren ocultar antes que enfrentar.

Romper el estigma no es solo una lucha social, es una necesidad personal. Porque mientras sigamos creyendo que hablar de lo que sentimos es un signo de fragilidad, muchas personas seguirán sufriendo en silencio. Y nadie debería tener que sufrir solo.

¿Qué es el estigma y por qué es tan dañino?

El estigma es un conjunto de creencias negativas que la sociedad impone sobre ciertos temas. En el caso de la depresión, el estigma se manifiesta de muchas maneras:

- "Solo quiere llamar la atención."
- "Si realmente quisiera estar bien, ya lo estaría."
- "La depresión es cosa de débiles."

Estas frases no solo hieren, también hacen daño real. Porque invalidan el sufrimiento, promueven la culpa y, sobre todo, frenan la búsqueda de ayuda.

Muchas personas no se atreven a ir a terapia, a contar lo que sienten o a tomarse en serio su salud mental por miedo a ser juzgadas, rechazadas o ridiculizadas. Y eso puede ser más peligroso que la propia enfermedad.

La depresión no es una elección

Sentirse triste no es lo mismo que estar deprimido. La tristeza es una emoción normal. La depresión es un trastorno de salud mental que afecta el cerebro, el cuerpo y las emociones. No se cura con frases como "pon de tu parte" o "sé positivo". Se trata con empatía, comprensión, apoyo profesional y tiempo.

Nadie elige estar deprimido. Pero todos podemos elegir cómo tratamos a quien lo está.

Cómo luchar contra el estigma

1. Educarte y educar a otros

   Aprende sobre la depresión. Comparte información veraz con las personas a tu alrededor. Hablar abiertamente sobre salud mental con respeto y claridad puede transformar la forma en que otros entienden el tema.

2. Cuestionar frases dañinas

   Si alguien dice algo insensible sobre la depresión, atrévete a corregirlo con respeto. No se trata de discutir, sino de sembrar una nueva perspectiva.

3. Ser ejemplo de apertura

   Cuando tú hablas de lo que sientes, cuando muestras tu vulnerabilidad, les das permiso a otros para hacer lo mismo. Tu valentía puede abrir caminos.

4. Tratar la salud mental como la física

   Si no te avergüenzas de ir al médico por una gripe, tampoco deberías sentir vergüenza por acudir a un terapeuta o psiquiatra. La mente también necesita cuidados.

Lo que el silencio no debería costarte

No hables solo cuando estés en crisis. No esperes al límite. Hablar a tiempo puede salvarte. Y si alguien a tu alrededor te necesita, escúchalo sin juzgar. A veces, un oído que no opina, pero acompaña, es más poderoso que cualquier consejo.

Una nueva mirada, una nueva sociedad

Imagina un mundo donde hablar de lo que sentimos no sea tabú. Donde ir a terapia sea tan común como ir al gimnasio. Donde pedir ayuda no sea sinónimo de debilidad, sino de sabiduría.

Ese mundo comienza contigo. Con tus palabras. Con tu historia. Con tu decisión de romper el silencio.

Capítulo 7: Reconstruyéndome: Día a Día

Sanar no es una línea recta. A veces avanzas cinco pasos y retrocedes tres. A veces te levantas sintiéndote bien y al mediodía sientes que todo se derrumba. Y eso está bien. No hay una forma "correcta" de curarte. Cada proceso es único. Lo importante es que sigas intentándolo, respirando, viviendo… día a día.

Este capítulo es una guía práctica para acompañarte en el proceso diario de reconstruirte. No necesitas ser perfecto, solo necesitas ser constante.

Aceptar los altibajos

Uno de los mayores retos al vivir con depresión es entender que habrá días difíciles, incluso cuando creías estar mejorando. No significa que estás fallando ni que todo tu avance fue en vano. Significa que eres humano.

- Permítete sentir sin juzgarte. Algunos días solo querrás descansar. Otros, sentirás energía y claridad. Ambos tipos de días son parte del proceso.
- No te compares. El ritmo de los demás no es tu medida. Tu lucha es válida, aunque no se vea como la de otros.

Pequeñas rutinas, grandes cambios

Establecer hábitos saludables puede darte estructura y estabilidad emocional. Aunque al principio cueste, con el tiempo se vuelven pilares de tu bienestar.

- Rutina matutina: Despertarte a una hora similar todos los días, tender tu cama, tomar un vaso de agua y darte unos minutos de calma puede marcar la diferencia.
- Rutina nocturna: Evitar pantallas antes de dormir, leer algo que te relaje o practicar respiración profunda puede ayudarte a descansar mejor.

No necesitas hacer todo de golpe. Empieza con una sola acción diaria. Lo pequeño también es poderoso.

Autocuidado consciente

El autocuidado no siempre es bañarse con velas aromáticas (aunque si te funciona, ¡adelante!). A veces, el autocuidado es decir "no", dejar de exigirte tanto o simplemente darte permiso para ser.

- Cuida tu lenguaje interno: Habla contigo como hablarías con alguien que amas. En lugar de "soy un desastre", intenta "estoy haciendo lo mejor que puedo".
- Escucha tus necesidades emocionales: Si necesitas llorar, llora. Si necesitas compañía, búscala. Si necesitas silencio, honralo.

Celebrar los logros, incluso los invisibles

En el camino de reconstruirte, cada paso cuenta. Levantarte, comer, salir a caminar, pedir ayuda, asistir a terapia, decir "hoy no puedo pero mañana lo intentaré"… todo eso es progreso.

Haz una lista de pequeños logros al final de cada día. Verás que hiciste más de lo que crees.

Rodearte de lo que te da vida

Haz espacio para lo que te hace bien, por mínimo que parezca.

- Escucha música que te calme o te inspire.

- Sal al sol, aunque sea cinco minutos.
- Habla con alguien que te haga sentir visto.
- Cultiva pasatiempos, aunque no seas "bueno" en ellos.

A veces una canción, una conversación o una caminata puede cambiar el tono de todo un día.

Tener un plan para los días oscuros

Cuando sabes que habrá días difíciles, puedes prepararte para ellos.

- Ten una "caja de emergencia emocional": incluye una carta escrita por ti mismo en un buen momento, fotos que te reconforten, frases que te inspiren, o el número de alguien con quien puedas hablar.
- Crea una lista de acciones suaves: cosas que puedas hacer sin exigirte mucho, como darte una ducha caliente, ver una serie ligera o simplemente tomar un té.

No necesitas arreglar todo en un día. Solo necesitas sobrevivir ese día.

Recordar por qué sigues adelante

Encuentra razones para quedarte. Puede ser tu familia, tus sueños, tu mascota, el deseo de ver el mar otra vez, o simplemente la esperanza de que un día vas a sentirte mejor.

Y si hoy no encuentras razones, deja que mi voz te preste una:

Tú importas. Tu vida vale. No te rindas.

Capítulo 8: La Esperanza No Es un Mito

Cuando se vive con depresión, la esperanza puede parecer una palabra vacía. Un espejismo en medio del desierto. Escuchar que "todo mejorará" puede sonar más a consuelo barato que a verdad. Pero la esperanza no es una fantasía. Es una fuerza real, silenciosa, que puede mantenerte en pie incluso cuando todo parece estar derrumbándose.

No se trata de una esperanza ingenua ni de repetir frases optimistas sin sentido. Se trata de una esperanza basada en la experiencia de quienes han estado en la oscuridad, como tú, y han encontrado una salida. Sí, es posible sanar. Sí, es posible vivir mejor. Sí, tú también puedes hacerlo.

¿Qué es la esperanza cuando todo duele?

La esperanza, en momentos de crisis, no siempre se presenta como una gran revelación. A veces es apenas un susurro que dice:

- "Tal vez mañana no me sienta así."
- "Hoy fue difícil, pero estoy aquí."
- "No sé cómo saldré de esto, pero quiero intentarlo."

Y ese susurro, por pequeño que sea, es suficiente para comenzar.

La esperanza nace del movimiento, no de la perfección

No necesitas tenerlo todo claro para empezar. La esperanza crece con cada paso que das, incluso si es tembloroso. Se fortalece cuando decides no rendirte, cuando hablas, cuando buscas ayuda, cuando te das otra oportunidad.

- Es tener la fuerza de abrir los ojos un día más.
- Es seguir tu tratamiento aunque no veas resultados inmediatos.
- Es seguir caminando aunque no veas el final del túnel.

Historias reales de transformación

Tal vez no te conozca personalmente, pero he leído, escuchado y acompañado historias de personas que pensaban que su dolor nunca terminaría… y hoy sonríen con el alma. Personas que tocaron fondo y desde allí construyeron una vida nueva.

Y tú también puedes ser una de esas historias.

No porque tengas que ser fuerte todo el tiempo. Sino porque tienes la capacidad de reconstruirte desde la compasión, la valentía y el amor propio.

Permítete imaginar un futuro diferente

Cuando estás sumido en la oscuridad, imaginar un futuro luminoso parece imposible. Pero es justo allí donde la esperanza empieza: en la posibilidad.

Imagina cómo sería tu vida sin este peso.

¿Cómo respirarías? ¿Con quién estarías? ¿Qué harías por ti?

Visualiza esa vida, no como una fantasía, sino como una meta a largo plazo. Porque no se trata de ignorar la tristeza, sino de construir luz en medio de ella.

Algunas cosas que te esperan en el otro lado

- Volver a reír desde el corazón.
- Dormir sin miedo.
- Mirarte al espejo y sentir orgullo.
- Descubrir una nueva versión de ti, más sabia, más fuerte, más auténtica.
- Agradecer por no haberte rendido.

Y si un día la esperanza se apaga…

…búscala en otros.

En un libro, en una canción, en una historia, en alguien que te escuche. A veces necesitamos que alguien nos recuerde que vale la pena seguir aquí.

Y si hoy no puedes con todo, está bien. Que sea suficiente con respirar, con existir. La esperanza también vive en lo simple: en el acto de continuar.

Tú eres prueba de que es posible

Llegaste hasta aquí. Has leído, has sentido, has reflexionado. Eso es valentía. Eso es esperanza en acción.

La depresión puede haber intentado apagar tu luz, pero tú estás encendiendo una nueva llama. Y esa llama, por pequeña que sea, puede iluminar el camino de regreso a ti.

Capítulo 9: Testimonios de Vida: Voces que Inspiran

Nada nos conecta más profundamente que una historia compartida desde el corazón. Cuando alguien nos dice "yo también pasé por eso", algo dentro de nosotros se alivia. Nos sentimos menos solos. Más entendidos. Más humanos.

Este capítulo reúne testimonios reales y representativos de personas que vivieron con depresión y, aunque sus caminos fueron distintos, encontraron un nuevo sentido a sus vidas. No son héroes ni mártires. Son personas comunes, como tú, que decidieron hablar… y sanar.

Sofía, 32 años – "Aprendí a abrazar mi vulnerabilidad"

"Durante años oculté mi depresión tras una sonrisa. Era la que 'siempre estaba bien'. Hasta que un día colapsé. No podía levantarme de la cama ni fingir más. Fue en ese momento, tocando fondo, que supe que necesitaba ayuda.

Empecé terapia, y no fue fácil. Lloré, me enojé, quise rendirme. Pero también descubrí que mi tristeza tenía raíces profundas y que mi historia merecía ser escuchada.

Hoy no tengo una vida perfecta, pero tengo una vida mía. Con mis tiempos, mis ritmos, mis días buenos y malos. Aprendí que ser vulnerable no me hace débil, me hace auténtica. Y que merezco amor, empezando por el mío."

Marcos, 45 años – "Hablar me salvó"

"Me dijeron que los hombres no lloran. Que hay que aguantar. Que hablar de lo que uno siente es de cobardes. Me lo creí por años… hasta que un día, en el trabajo, me desmoroné sin previo aviso.

Pensé que nadie lo entendería. Pero hablé. Primero con un amigo, luego con un terapeuta. El solo hecho de ponerle palabras al dolor cambió todo.

Entendí que ser hombre no significa tragarse todo. Significa tener el valor de cuidarse, de sanar, de pedir ayuda. Hoy uso mi experiencia para acompañar a otros. Porque hablar no solo me salvó, también me devolvió la vida."

Camila, 19 años – "Sobreviví, y eso es una victoria"

"Tuve pensamientos muy oscuros desde los 15. Me sentía fuera de lugar, invisible. No entendía por qué me dolía tanto estar viva. Pensé muchas veces en desaparecer.

Un día, una profesora notó que algo no estaba bien. Me habló con tanta ternura que no pude seguir callando. Me ayudó a buscar ayuda, a contarle a mi familia, a empezar un tratamiento.

No fue magia. Pero poco a poco, con el acompañamiento correcto, empecé a salir. Hoy miro atrás y me abrazo. Porque sigo aquí. Y sobrevivir, en un mundo que no siempre entiende, es una victoria."

Luis, 60 años – "Nunca es tarde para empezar de nuevo"

"Creí que a mi edad ya no tenía sentido hablar de esto. Que ya era tarde para cambiar. Pero tras el fallecimiento de mi esposa, entré en una depresión profunda. Perdí el rumbo.

Mi hija insistió en que buscara ayuda. Lo hice por ella. Pero al final, lo hice por mí.

Descubrí que nunca es tarde para sanar. Que el corazón se renueva, incluso después de grandes pérdidas. Y que siempre podemos empezar de nuevo, sin importar la edad."

Lo que estas voces tienen en común

Todas estas personas vivieron en carne propia la oscuridad. Pero también aprendieron que:

- Hablar es sanar.
- Pedir ayuda es valiente.
- Ser uno mismo, con todo lo que eso implica, es una forma de libertad.
- La esperanza puede renacer, aunque parezca extinguida.

Y lo más importante: nadie está solo.

¿Y tú?

Tú también tienes una historia. Y aunque tal vez aún esté en proceso, merece ser contada. Porque tu dolor tiene valor, y tu sanación puede inspirar a otros.

Si un día decides compartir tu experiencia, que sepas esto: tus palabras pueden ser el faro que otro necesita para no rendirse.

Capítulo 10: Una Carta para Ti

Querido lector, querida lectora…

Si llegaste hasta aquí, quiero que sepas que estoy profundamente agradecido por haberte acompañado. Este no es solo el final de un libro. Es también el inicio de algo más: tu camino hacia una vida con más luz, con más conciencia, con más amor propio.

Quiero decirte algo importante, algo que quizá nadie te haya dicho con claridad:

Tú eres suficiente. Tal como eres.

Con tus días buenos y tus días rotos. Con tus dudas, tus heridas, tus silencios. Con esa fuerza que quizás no ves, pero que te ha traído hasta este punto.

No estás solo, no estás sola

La depresión puede hacerte sentir aislado, incomprendido, como si tu dolor no tuviera lugar en este mundo que parece correr sin mirar atrás. Pero no estás solo. Hay personas que entienden, que escuchan, que abrazan con el alma. Hay lugares donde puedes descansar. Hay voces como la tuya, que también están buscando consuelo.

Este libro es uno de esos lugares. Y tú eres una de esas voces.

No hay vergüenza en sentir

Sentir tristeza, ansiedad, vacío, miedo… no te hace débil. Te hace humano.

El verdadero coraje no está en fingir que todo está bien, sino en mirarte con honestidad, en sostener tu historia con dignidad, en elegir no rendirte cuando el mundo pesa más de lo que puedes cargar.

Llorar no es fracaso. Pedir ayuda no es señal de derrota.

Es señal de vida.

Te mereces paz

Sí, tú. No importa lo que hayas vivido, lo que te hayan dicho, lo que creas de ti mismo.

Te mereces descansar de la culpa.

Te mereces amar y ser amado sin condiciones.

Te mereces sanar.

Y aunque el camino no sea fácil ni rápido, cada paso que das es una prueba de tu fortaleza.

Haz de ti tu mejor refugio

Aprende a tratarte con ternura.

A cuidarte cuando nadie más lo haga.

A confiar, incluso cuando no entiendas todo.

A volver a empezar las veces que sea necesario.

Porque cada amanecer es una nueva oportunidad.

Y cada respiración es una promesa de que aún estás aquí.

Gracias por existir

Gracias por abrir este libro. Por permitirte sentir. Por no rendirte.

No sé tu nombre, ni tu historia completa. Pero sé que vales la pena.

Y si en algún momento sientes que nadie cree en ti, recuerda esto:

Yo sí creo.

Creo en tu capacidad de sanar.

En tu luz, aunque ahora solo veas sombra.

En el poder inmenso que hay en ti, aunque te sientas frágil.

Esta es una carta para ti, escrita desde el alma…

Y si algún día vuelves a sentir que no puedes más, regresa a estas palabras. Porque son tuyas. Como lo es la esperanza. Como lo es la vida que todavía puedes crear.

Con todo mi cariño,

Tu compañero en este viaje.

Epílogo: El Silencio Que Se Rompió

Romper el silencio no es un acto fácil. Es un acto de valentía.

Es mirar de frente aquello que nos duele y, aun así, decidir hablar.

Este libro nació de una necesidad profunda: la de darle voz a quienes han callado por miedo, vergüenza o dolor.

Pero ahora, ese silencio se ha roto.

Y en su lugar, ha nacido algo nuevo: una historia compartida, una verdad dicha, una esperanza encendida.

La depresión no define quién eres. Tampoco te arrebata la posibilidad de construir una vida plena.

Sí, habrá días grises. Sí, puede que haya recaídas. Pero también hay amaneceres, abrazos sinceros, nuevos comienzos y motivos para quedarte.

Que estas páginas hayan sido para ti un espejo, una mano tendida, una luz en medio de la niebla.

Y que al cerrar este libro, sientas en lo más profundo algo que antes parecía lejano:

"Merezco vivir. Merezco sanar. Merezco ser."

Agradecimientos

Agradezco primero a ti, lector o lectora, por tu coraje.

Por leer estas palabras con el corazón abierto.

Por confiar en que aún hay razones para seguir.

A quienes han compartido sus testimonios, reales o representativos: gracias por su vulnerabilidad, por prestarnos su voz para inspirar a otros.

A los profesionales de la salud mental que cada día acompañan con respeto, amor y sabiduría: ustedes son faros en la oscuridad.

Y a todas las personas que luchan en silencio, que se levantan a pesar del peso, que siguen respirando cuando todo duele:

este libro es para ustedes.

Recursos de Ayuda y Apoyo Profesional

Porque la recuperación no es un camino que se transite solo, aquí te comparto algunas sugerencias importantes:

Líneas de ayuda emocional (puedes adaptar a tu país)

- Línea de la Vida (México): 800 911 2000
- Teléfono de la Esperanza (España): 717 003 717
- Línea 988 (EE.UU. y Puerto Rico): Atención en salud mental, 24/7
- Samaritans (Reino Unido): 116 123

Búsqueda de apoyo profesional

- Psicólogos, psiquiatras y terapeutas certificados.
- Grupos de apoyo presenciales o virtuales.
- Plataformas de terapia en línea (como BetterHelp, Talkspace, Terapify, entre otras).

Aplicaciones útiles para el autocuidado emocional

- Headspace (meditación y mindfulness)
- Moodpath (seguimiento del estado de ánimo)
- Calm (relajación y sueño)
- Intellect o Sanvello (autoterapia guiada)

Reflexión final

No hay un solo camino hacia la sanación. Hay muchos. El tuyo será único, como tú.

Y aunque a veces cueste avanzar, recuerda: el hecho de seguir aquí ya es un acto de esperanza.

Que esta lectura haya sido un abrazo en palabras.

Y que nunca olvides esto: estás vivo, y eso ya es una razón para no rendirse.